Prüfung2Go

präsentiert

Prüfungsvorbereitung Medizinische Fachangestellte / MFA

Schriftliche & praktische Abschlussprüfung bestehen

Über 150 Fragen aus allen Themengebieten inkl. praktischer Prüfung, Fachgespräch und Lösungen

Deine Meinung ist uns sehr wichtig!

Wir haben es uns zum Ziel gesetzt, Schüler, Studenten, Auszubildende und Personen in einer Fort-und Weiterbildung auf dem Weg durch Ihre Prüfung zu begleiten und ihnen dabei zu helfen, diese richtig gut zu bestehen!

Solltest du vor, während oder nach der Bearbeitung dieses Buches Fragen haben, steht dir unser Team gerne jederzeit zur Verfügung.

Auch bei Anregungen oder Kritik zu diesem Buch. Sende einfach eine kurze E-Mail an **feedback@pruefung2go.de**. Wir finden garantiert eine Lösung.

Lifehack: Leidest du unter Prüfungsangst? Neigst Du in Stresssituationen zu Blackouts? Welcher Lerntyp bist du eigentlich und welche Lernmethoden eignen sich für dich?

Schaue dir folgendes Buch an, es könnte dir helfen!
Bei uns im Shop oder unter
ISBN: 978-3-98212-355-4 in deiner Buchhandlung.

Und nun, viel Erfolg bei deiner Prüfungsvorbereitung!
Dein Prüfung2Go® - Team

Copyright

Dieses Buch wird präsentiert von:

Talent2Go GmbH
Hans-Stempel-Str. 14 – 76829 Landau

Internet: www.pruefung2go.de ·
E-Mail: feedback@pruefung2go.de

Bildnachweis: @AaronAmat – istockphoto.com –

Autor: Prüfung2Go

Auflage 2025 · ISBN 978-3-98218-080-9

Inhaltsverzeichnis

ALLGEMEINE INFORMATIONEN ZUR ABSCHLUSSPRÜFUNG 5

DIE SCHRIFTLICHE PRÜFUNG 6

DIE PRAKTISCHE PRÜFUNG 7

50 PRÜFUNGSFRAGEN - BEHANDLUNGSASSISTENZ 10

50 PRÜFUNGSFRAGEN – BETRIEBSORGANISATION UND-VERWALTUNG 24

50 PRÜFUNGSFRAGEN – WIRTSCHAFTS- UND SOZIALKUNDE 40

MÖGLICHE PRÜFUNGSFÄLLE DER PRAKTISCHEN PRÜFUNG 55

LÖSUNGEN BEHANDLUNGSASSISTENZ 64

LÖSUNGEN BETRIEBSORGANISATION- UND VERWALTUNG 67

LÖSUNGEN WIRTSCHAFTS- UND SOZIALKUNDE 72

LÖSUNGEN PRAKTISCHE PRÜFUNG 76

LÖSUNGSHINWEISE - FALL 1: 76

LÖSUNGSHINWEISE – FALL 2 80

LÖSUNGSHINWEISE – FALL 3 84

SCHLUSSWORT 87

Allgemeine Informationen zur Abschlussprüfung

Die **Abschlussprüfung der medizinischen Fachangestellten** ist in zwei Bereiche unterteilt, den schriftlichen und den mündlichen (praktischen) Teil.

Bist du gut vorbereitet, musst du vor keinem der beiden Prüfungsteile Angst haben. Sorge dafür, dass du durch eine intensive Prüfungsvorbereitung Sicherheit und Vertrauen in deine eigenen Fähigkeiten gewinnst.

Mit diesem Prüfungsvorbereitungsbuch hast du schon mal einen großen Schritt in die richtige Richtung gemacht. Wir von Prüfung2Go versuchen dich hier bestmöglich zu unterstützen. Durch unsere jahrelange Erfahrung in diversen medizinischen Prüfungsausschüssen versuchen wir dich optimal vorzubereiten.

Relevante Themen der MFA-Abschlussprüfung

Ziel des Prüfungsausschusses ist, in der **Abschlussprüfung der medizinischen Fachangestelltem** ein möglichst breites Aufgabenspektrum des gesamten Ausbildungszeitraums abzudecken.

Die relevanten Themengebiete der Prüfungsbereiche lassen sich wie folgt zusammenfassen:

- ✓ Qualitätssicherung und Zeitmanagement
- ✓ Infektionskrankheiten und Schutz
- ✓ Arzneimittel, Seren, Impfstoffe
- ✓ Betreuung Patienten und Beratung
- ✓ Prävention und Reha Grundlagen
- ✓ Labor
- ✓ Dokumentation
- ✓ Notfälle – Erste Hilfe
- ✓ Leistungsabrechnung
- ✓ Sicherheit und Datenschutz[/p]

Die schriftliche Prüfung

Der schriftliche Teil der Abschlussprüfung ist in drei Prüfungsabschnitte unterteilt:

- ✓ Behandlungsassistenz
- ✓ Betriebsorganisation und –Verwaltung
- ✓ Wirtschafts- und Sozialkunde

Für die Bereiche **„Behandlungsassistenz“** sowie **„Betriebsorganisation und -verwaltung“** sind gemäß Ausbildungsverordnung (§ 9 Abs. 4) jeweils 120 Minuten festgeschrieben.

Für den Prüfungsabschnitt **„Wirtschafts- und Sozialkunde“** gibt es 90 Minuten Bearbeitungszeit.

Die praktische Prüfung

Direkt im Anschluss daran folgt in der Regel der praktische Prüfungsteil, der deutlich kürzer ist als der schriftliche. Konzentriere dich nur auf deine Aufgabe, dann gibt es keinen Grund, nervös zu werden - und der größte Teil der mündlichen Prüfung ist geschafft. Solltest du Prüfungsangst leiden, empfehlen wir dir an dieser Stelle gerne nochmal unseren „Lifehack" auf Seite 2 dieses Buches.

Aufgabenstellung der mündlichen Prüfung

In diesem Teil der Prüfung wird eine komplexe Prüfungsaufgabe gestellt, die in den meisten Fällen dem Arbeitsablauf des Praxisalltags nachempfunden ist. Deine Aufgabe ist es, in der gestellten Situation angemessen zu handeln und zu reagieren.

Es könnte also sein, dass du in der Prüfung bei einer Untersuchung oder Behandlung assistierst oder Patienten unter Berücksichtigung der geltenden Hygienevorschriften behandeln sollst.

Hierbei steht insbesondere die Bedienung von Instrumenten und Geräten, sowie die Dokumentation deiner Vorgehensweise im Mittelpunkt. Du solltest dich darüber hinaus auch auf Fragen zu Präventionsmaßnahmen vorbereiten und auf die Durchführung von Laboruntersuchungen einstellen.

Tipp: Wenn du so agierst, wie du es in der Praxis bisher gelernt hast, kannst du (fast) nichts falsch machen.

15 Minuten Fachgespräch

An den praktischen Teil schließt sich ein 15-minütiges Fachgespräch an, das an den vorangegangenen praktischen Prüfungsteil anknüpft.

Stelle dich also darauf ein, deine durchgeführte Vorgehensweise treffend begründen und Entscheidungen nochmals zusammenfassen und erklären zu können.

Wenn du im praktischen Teil einen Fehler gemacht haben solltest, kannst du im Anschluss daran darlegen, wie du im Normalfall gehandelt hättest. Selbstverständlich ist vom gemachten Fehler abhängig, in welcher Form eine Korrektur vorzunehmen ist.

Willst du Zusatzpunkte verdienen, solltest du immer einer Alternative zur gewählten Vorgehensweise parat haben.

Die Räumlichkeiten, in denen die **praktische Prüfung** stattfinden, hängen vom jeweiligen Kammerbezirk ab. Einige verfügen über richtige Prüfpraxen, in denen sich alltagsnahe Situationen nachstellen lassen. In anderen Bezirken werden Berufsschulzimmer in Behandlungsräume umfunktioniert. Bedenke, dass es immer auch Personen geben kann, die einen Patienten spielen. Stell dich daher auch auf Situationen ein, in denen du Erste Hilfe leisten musst.

Damit die schriftliche Prüfung bestanden ist, müssen in den Prüfungsbereichen **„Behandlungsassistenz“** sowie **„Betriebsorganisation und -verwaltung“** mindestens 40 Prozent der Aufgaben richtig sein. Für den Bereich **„Wirtschafts- und Sozialkunde“** genügend 20 Prozent. Schriftlicher und praktischer Teil werden jeweils zu 50 Prozent in die Gesamtwertung einfließen.

Nachfolgend noch ein paar Tipps zur praktischen Prüfung:

- ✓ Handelt es sich im Prüfungsfall um einen Unfall, sind im Vorfeld Fragen zum Kostenträger zu stellen (BG-Fall).
- ✓ Berücksichtige den Wochentag, an dem der Patient „deine Praxis aufsucht." Er könnte Auswirkungen auf die Abrechnung haben.
- ✓ Geöffnete Verpackungen umgehend entsorgen oder wegräumen, keinesfalls offen liegen lassen.
- ✓ Übertreibe es nicht mit den Hygienemaßnahmen!
- ✓ Vorsicht Falle: Verbandsmaterial und Impfstoffe können bereits abgelaufen sein. Deshalb auf das Verfallsdatum achten und gegebenenfalls darauf hinweisen.

Wir wünschen dir viel Kraft für die Vorbereitung und viel Erfolg bei deiner **Abschlussprüfung zur medizinischen Fachangestellten**!

50 Prüfungsfragen - Behandlungsassistenz

1.	**Welche Aussage zum Fettgewebe ist falsch?**
a)	Speicherfett dient als Energiereserve.
b)	Fettgewebe am Bauch ist Bauchfett.
c)	Fettgewebe schützt vor Wärmeverlust.

2.	**Welche Knochen bilden den Beckengürtel?**
a)	Hüftbeine und Kreuzbein
b)	Hüftbeine und LWS
c)	Hüftbeine und Steißbein

3.	**Welche Aussage zur Praxishygiene ist richtig?**
a)	Im Labor können Lebensmittel gelagert, aber nicht verzehrt werden.
b)	Zwischen Haut und Schmuck befindet sich ein idealer Nährboden für Bakterien.
c)	Gewebeproben gelten nicht als infektiöses Untersuchungsmaterial.

4.	**Welche der genannten Tätigkeiten ist eine Aufgabe des Gesundheitsamtes?**
a)	Zulassung von Impfstoffen
b)	Einschulungsuntersuchungen
c)	Arbeitsschutzuntersuchungen

5.	**Bei welcher Institution muss der Verdacht auf Kindesmisshandlung gemeldet werden?**
a)	Kinderschutzbund
b)	Gesundheitsamt
c)	Jugendamt

6.	**Welche Zuordnung ist richtig?**
a)	Inkubationszeit → Zeit von der Ansteckung bis zum Auftreten von Symptomen
b)	Rekonvaleszenz → Phase des Hautausschlags
c)	Prodromalstadium → Genesungsphase

7.	**Welche beiden Symptome gehören zu den sicheren Frakturzeichen?**
a)	Fehlstellung und abnormale Beweglichkeit
b)	Fehlstellung und Überwärmung
c)	Fehlstellung und Schmerzen

8.	**Welcher Stoff wird nicht in der Bauchspeicheldrüse produziert?**
a)	Insulin
b)	Pepsin
c)	Glukagon

9.	**Welche Organe liegen im Hodensack?**
a)	nur Hoden
b)	Hoden und Samenbläschen
c)	Hoden und Nebenhoden

10.	**Welche Strahlen bzw. Wellen gehören nicht zu den elektromagnetischen Wellen?**
a)	Schallwellen
b)	Infrarotwellen
c)	Mikrowellen

11.	**Welche beiden Hepatitisformen werden über Nahrungsmittel übertragen?**
a)	Hepatitis A und Hepatitis E
b)	Hepatitis B und Hepatitis E
c)	Hepatitis A und Hepatitis B

12.	**Was gehört nicht zu den Tätigkeiten einer MFA?**
a)	Injektionen durchführen
b)	Diagnosen stellen
c)	Lungenfunktionsprüfungen durchführen

13.	**Welche Bedeutung hat die Aufschrift viruzid bei einem Desinfektionsmittel?**
a)	hemmt die Vermehrung von Viren
b)	tötet Bakterien ab
c)	tötet Viren ab

14.	**Welcher Knochen gehört nicht zum Schädeldach?**
a)	Stirnbein
b)	Hinterhauptbein
c)	Keilbein

15.	**Wohin wird das Arzneimittel bei der s.c.-Injektion gespritzt?**
a)	in die Muskulatur
b)	in das Unterhautfettgewebe
c)	in ein Gelenk

16.	**Welches Deckepithel kleidet die Harnblase aus?**
a)	Übergangsepithel
b)	Flimmerepithel
c)	einschichtiges Plattenepithel

17.	**Was gehört nicht zum Bewegungsapparat?**
a)	Nerven
b)	Sehnen
c)	Knorpel

18.	**Welche Aussage zum Herpes zoster ist falsch?**
a)	Die Gürtelrose ist eine endogene Reinfektion mit dem Windpockenvirus.
b)	Die Gürtelrose tritt besonders bei Menschen mit schlechter Abwehrlage auf.
c)	Der Erreger der Gürtelrose ist ein Bakterium.

19.	**Welche beiden Instrumente sind semikritische Medizinprodukte?**
a)	Skalpell und Spekulum
b)	Spekulum und Mundspatel
c)	Mundspatel und Kornzange

20.	**Welche Maßnahme gehört nicht zur Diagnostik von Erkrankungen des Bewegungsapparates?**
a)	Sonographie
b)	Ergometrie
c)	Röntgen

21.	**Ein Patient ist blass, kaltschweissig und unruhig. Die Atmung ist beschleunigt und der Puls flach und schnell. Welche Lagerung ist angezeigt?**
a)	Schocklagerung
b)	stabile Seitenlage
c)	Lagerung mit erhöhtem Oberkörper

22.	**Welche Aufgabe hat eine Orthoptistin?**
a)	Unterstützung des Hals-Nasen-Ohren-Arztes bei der Behandlung von Sprachstörungen
b)	Unterstützung des Augenarztes bei der Behandlung von Schielerkrankungen
c)	Hilfe bei der Diätberatung

23.	**Was ist eine Präkanzerose?**
a)	eine Krankheit, die vor der Geburt auftritt
b)	die erste Phase der Mitose
c)	eine Vorstufe von Krebs

24.	**Welche Aussage zur Hepatitis B ist falsch?**
a)	Bei einer möglichen Ansteckung in der Praxis muss eine Meldung an die BG erfolgen.
b)	Ärzte und medizinisches Personal sind besonders gefährdet.
c)	Die medizinische Fachangestellte muss erst nach der Probezeit geimpft werden.

25.	**Welche Aussage zum Untersuchungsgang ist richtig?**
a)	Bei der Inspektion beobachtet man die Gesichtsfarbe des Patienten.
b)	Die Anamnese wird im Anschluss an die körperliche Untersuchung erhoben.
c)	Mithilfe der Perkussion wird der Herzrhythmus untersucht.

26.	**Wo liegt das Herz in Bezug auf das Zwerchfell?**
a)	kaudal
b)	medial
c)	kranial

27.	**Welche der genannten Erkrankungen tritt typischerweise bei einem Mann auf?**
a)	Bluterkrankheit
b)	Hepatitis A
c)	Osteoporose

28.	**Welche Aussage ist richtig? Vitamin K...**
a)	fördert den Aufbau von Glykogen.
b)	fördert die Bildung von Gerinnungsfaktoren.
c)	hemmt den Abbau von Erythrozyten.

29.	**Welches Organ liegt nicht im Thorax?**
a)	Pulmonalarterie
b)	Pankreas
c)	Aorta

30.	**Welche Aussage zu Kolibakterien ist falsch?**
a)	Kolibakterien verdauen im Darm Zellulose.
b)	Kolibakterien sind häufig Erreger von Harnwegsinfekten.
c)	Kolibakterien sind Sporenbildner.

31.	**Welcher der aufgeführten pH-Werte liegt im sauren Bereich?**
a)	pH 5
b)	pH 7
c)	pH 9

32.	**Wie nennt man das Verfahren, bei dem Medikamente mit Hilfe von Gleichstrom durch die Haut in den Körper gebracht werden?**
a)	Galavanisation
b)	Inhalationstherapie
c)	Iontophorese

33.	**Welcher Stoff ist kein Botenstoff an der Synapse?**
a)	Dopamin
b)	Hämoglobin
c)	Serotonin

34.	**Welche Anweisung bei Laborunfällen ist richtig?**
a)	Nach der Aufnahme ätzender Stoffe Erbrechen vermeiden.
b)	Bei Aufnahme von Giften über die Atemwege kräftig durchatmen.
c)	Brennende Kleidung sofort mit Plastikfolie löschen.

35.	**Welcher Blutwert spielt bei der Beurteilung einer akuten Entzündung eine Rolle?**
a)	Thrombozyten
b)	Leukozyten
c)	Erythrozyten

36.	**Welche Zuordnung von Grunderkrankung und Folgekrankheit ist richtig?**
a)	Masern → Entzündung des Gehirns
b)	Hepatitis → Herzklappenfehler
c)	Scharlach → Wirbelfraktur

37.	**Was wird für eine korrekte Venenblutentnahme nicht benötigt?**
a)	Stauschlauch
b)	Pflaster
c)	Lanzette

38.	**Sie haben sich bei der Reinigung eines gebrauchten Skalpells geschnitten. Welche Maßnahme ist richtig?**
a)	Sie lassen die Wunde ausbluten.
b)	Sie ziehen zwei Paar Handschuhe an und setzen die Reinigung fort.
c)	Sie kühlen die verletzte Hand.

39.	**Woran erkennt man Probenröhrchen für die Serumgewinnung?**
a)	enthalten Latexkügelchen
b)	enthalten Natriumcitrat
c)	enthalten Vorrichtung zum Aufschrauben der Sedivette

40.	**Das HI-Virus wird auf unterschiedlichen Wegen übertragen. Was ist kein Übertragungsweg für das HI-Virus?**
a)	Enger Körperkontakt mit an AIDS erkrankten Patienten
b)	Verletzung an einer Kanüle eines HIV-positiven Patienten
c)	Geschlechtsverkehr

41. Wie definiert die WHO den Begriff Gesundheit?

42. Welche drei Hauptaufgaben hat der Arzt?

43. Nennen Sie drei Symptome die Hinweise auf eine Kindesmisshandlung sein können!

44. Was ist der Unterschied zwischen einer Infektionsquelle und dem Übertragungsweg?

45. Welchen Vorteil hat die Magnetresonanztomographie gegenüber der Computertomographie?

46. Was sind die unerwünschten Wirkungen von UV-Licht?

47. Nennen sie zwei Kriterien, nach denen die Vitalität des Neugeborenen bei der U1 direkt nach der Geburt beurteilt wird!

48. Nennen Sie drei Hautanhangsgebilde!

49. Nennen sie die drei Stadien der Syphilis!

50. Nennen sie die beiden Aufgaben der Eierstöcke!

50 Prüfungsfragen – Betriebsorganisation und-verwaltung

1.	**Wann kommt kein Behandlungsvertrag zustande?**
a)	Ein Patient betritt die Praxis, die MFA führt ihn ins Wartezimmer.
b)	Ein Patient bittet telefonisch um einen Termin, die MFA sagt dem Patienten einen Termin zu.
c)	Ein Patient nimmt von sich aus im Wartezimmer Platz und wartet darauf, dass er aufgerufen wird.

2.	**Welche Aussage über Angebote ist falsch?**
a)	Wenn ein Angebot befristet ist, dann kann es nur innerhalb der angegebenen Frist angenommen werden. Nach Fristablauf gilt es nicht mehr.
b)	Ein unbefristetes Angebot erlischt niemals.
c)	Ein unter Anwesenden gemachter Antrag kann nur sofort angenommen werden. Dies gilt auch für Telefonate.

3.	**Wer ist nach § 135a Sozialgesetzbuch V verpflichtet, in seiner Praxis ein Qualitätsmanagement einzuführen?**
a)	alle Ärzte
b)	alle niedergelassenen Ärzte
c)	alle Ärzte, Psychotherapeuten und medizinischen Versorgungszentren, die an der vertragsärztlichen Versorgung teilnehmen

4.	**Welche Aussage zu Flussdiagrammen ist falsch?**
a)	Bei einem Flussdiagramm symbolisiert ein Kreis den Anfang und das Ende eines Prozesses.
b)	Flussdiagramme eignen sich besonders für die Darstellung von Prozessen.
c)	Normalerweise wird in Flussdiagrammen mit nur vier Symbolen gearbeitet.

5.	**Worauf ist bei der Annahme von Waren noch in Anwesenheit des Lieferers zu achten?**
a)	Äußere Beschädigungen
b)	Übereinstimmung von Bestellung und Lieferschein
c)	Beschädigung der Ware selbst

6.	**Welche Aussage zur Lagerhaltung ist falsch?**
a)	Man sollte regelmäßig das Haltbarkeitsdatum der eingelagerten Waren prüfen.
b)	Lagerbücher und -karteien dürfen aus gesetzlichen Gründen nicht mit einem Computer geführt werden.
c)	Betäubungsmittel müssen einbruchsicher eingelagert werden.

7.	**Wobei handelt es sich nicht um einen Sachmangel?**
a)	fehlerhafte Rechnung
b)	Montagemangel
c)	Falschlieferung

8.	**Welche Aussage zur Meldepflicht ist falsch?**
a)	Wenn der Arzt von schweren Straftaten hört, die ein Patient ernsthaft begehen will, dann muss der Arzt der Polizei dies mit dem Namen des Patienten melden.
b)	Ein Schwangerschaftsabbruch gemäß Strafgesetzbuch muss an das Statistische Bundesamt gemeldet werden.
c)	Wenn der Arzt erfährt, dass ein Patient eine Straftat begangen hat, dann muss er das der Polizei melden.

9.	**Es sollen 4 L einer 2,8%igen Lösung hergestellt werden. Es steht eine 80%igen Lösung zur Verfügung, die mit destilliertem Wasser gemischt wird. Wie viel Milliliter Wasser werden benötigt?**
a)	3860 ml
b)	4275 ml
c)	5230 ml

10.	**Welche Aussage zu einem Computernetzwerk ist richtig?**
a)	Computerviren können sich in Computernetzwerken besonders gut ausbreiten.
b)	Um ein Computernetzwerk in der Praxis einzurichten, benötigen die angeschlossenen Computer keine spezielle Hardware.
c)	Die Netzwerkkarte überträgt die Daten von der Tastatur zur Zentraleinheit.

11.	**Wie nennt man die Überprüfung auf Vollständigkeit und fachgerechte Anwendung des Qualitätsmanagements durch einen Sachverständigen?**
a)	Prüfung
b)	Audit
c)	Approbation

12.	**Welche Aussage in Bezug auf das vermittelte Bild der Praxis ist falsch?**
a)	Ein negativer erster Eindruck lässt sich niemals korrigieren.
b)	Der erste Eindruck wird hauptsächlich durch nonverbale Eindrücke geprägt.
c)	Auch Make-up, Schmuck, Frisur, Haarfarbe und Haarschnitt gehören zur nonverbalen Kommunikation.

13.	**Was ist keine halbbare Zahlung?**
a)	Zahlung mit Zahlschein
b)	Zahlung mit Verrechnungsscheck
c)	Zahlung mit Barscheck

14.	**Ein Arzt kauft am 01.08. ein Röntgengerät für 120.000 Euro, zahlbar innerhalb von 30 Tagen. Er zahlt die Rechnung am 28.08. In der Zeit vom Kauf bis zur Bezahlung legt der Arzt das für den Kauf des Röntgengerätes vorgesehene Geld für 1,8% p.a. bei seiner Bank an. Wie hoch ist der Zinsgewinn?**
a)	162 €
b)	174 €
c)	186 €

15.	**Welche Aussage zur Leistung eines Arztes ist richtig?**
a)	Ein Arzt muss medizinische Leistungen grundsätzlich persönlich erbringen.
b)	Eine ärztliche Leistung gilt auch dann als persönlich erbracht, wenn sie unter seiner Aufsicht und nach seiner fachlichen Weisung von qualifiziertem Personal erbracht wird.
c)	Die Erhebung der Anamnese eines Patienten ist eine sogenannte höchstpersönliche Leistung des Arztes und kann nicht an medizinische Fachangestellte übertragen werden.

16.	**Welche der folgenden Maßnahmen dient nicht der Datensicherung?**
a)	Aufbewahrung der Sicherungskopien in einem einbruchsicheren, feuerfesten Raum
b)	Einbau einer speziellen Türsicherung in die Praxisaußentür
c)	Zerstörung nicht mehr benötigter Datenträger durch einen Schredder

17.	**Bei welchem der folgenden Schriftstücke handelt es sich nicht um Schriftgut mit gesetzeswert?**
a)	Die Praxis erhält eine Rechnung für den neuen Praxiscomputer.
b)	Der Arzt dokumentiert die Behandlung seines Patienten, der wegen eines Schnupfens zu ihm gekommen ist.
c)	Der Arzt erhält ein angefordertes Angebot über eine neue Garderobe für sein Wartezimmer.

18.	**Bislang hat eine Facharztpraxis für die Abrechnung von 1920 Behandlungsfälle 240 Minuten benötigt. Wie viele Stunden und Minuten sind jetzt für 2560 Behandlungsfälle einzuplanen?**
a)	4 h 45 min
b)	5 h 20 min
c)	6 h 10 min

19.	**Welche Aussage über eine Stellenbeschreibung ist falsch?**
a)	Mit einer vorliegenden Stellenbeschreibung ist es einfacher festzustellen, ob ein Bewerber für eine freie Stelle gut mit Patienten umgehen kann.
b)	Eine Stellenbeschreibung erleichtert die Einarbeitung einer neuen MFA.
c)	Eine Stellenbeschreibung enthält die Aufgaben, die der Stelleninhaber in der Arztpraxis hat.

20.	**Welche Daten werden auf der elektronischen Gesundheitskarte zwingend gespeichert?**
a)	Familienname und Geburtsdatum
b)	Lichtbild und Bankverbindung
c)	Geburtsdatum und Geschlecht

21.	**Welche der folgenden Maßnahmen dient nicht zu einer Verminderung der Wartezeiten der Patienten?**
a)	Einteilung der Patienten in Fallklassen und Einhaltung der Zeitvorgaben für einzelne Patienten
b)	Einführung einer Telefonsprechstunde mit festen Uhrzeiten
c)	Sofortige Behandlung von Notfallpatienten

22.	**Der Preis für ein medizinisches Gerät im Wert von 1800 € Stück auf 2070 €. Wie hoch war die Preiserhöhung in Prozent?**
a)	12 %
b)	15 %
c)	16 %

23.	**Welche Aussage zur SCHUFA ist falsch?**
a)	Eine Person hat kein Recht über ihre eigenen bei der SCHUFA gespeicherten Daten Auskunft zu bekommen.
b)	Die SCHUFA speichert die Eröffnung eines Girokontos.
c)	Die SCHUFA speichert frühere Anschriften von Kreditnehmern.

24.	**Welche Aussage zu den Regeln in einem Praxisteam ist richtig?**
a)	Es sollte darauf geachtet werden, dass alle Mitglieder des Teams möglichst gleichmäßig viel zu tun haben.
b)	Innerhalb des Teams ist es immer hilfreich, wenn man auf seine persönlichen Ansichten besteht.
c)	Innerhalb des Teams sollte man keine eigene Meinung haben, denn das stört die Arbeit im Team.

25.	**Welche Aussage beschreibt den Begriff Recall richtig?**
a)	Recall ist ein Vermerk in der Patientenkarteikarte, dass der Patient im laufenden Quartal die Gesundheitskarte noch nicht vorgelegt hat.
b)	Recall ist eine Liste, auf der die auszustellenden Rezepte vermerkt werden.
c)	Recall ist eine Bezeichnung dafür, dass der Patient an regelmäßige oder bestimmte Behandlungstermine erinnert werden möchte.

26.	**Der Arzt überlegt, ob er sein Sprechstundensystem beibehalten oder auf ein Bestellsystem umstellen soll. Welche der folgenden Aussagen trifft nicht auf ein reines Sprechstundensystem zu?**
a)	Das Praxisteam hat keinen Ärger mit unzuverlässigen Patienten, die Ihren Termin nicht einhalten.
b)	Arzt und Praxisteam können sich auf alle Behandlungen vorbereiten.
c)	Die Terminplanung entfällt, der Arzt spart die für die Terminplanung zuständige Mitarbeiterin ein.

27.	**Welche Aussage zu den Zielen von Teamsitzungen ist falsch?**
a)	Dort können organisatorische Fragen besprochen werden.
b)	Sie haben den Zweck, die Zusammenarbeit im Team zu verbessern.
c)	Sie sollen dem Arzt in erster Linie dazu dienen, den Mitarbeitern klar zu zeigen, wer in der Arztpraxis das Sagen hat.

28.	**Welches der folgenden Rechte bei Schlechtleistung (mangelhafte Lieferung) ist ein vorrangiges Recht des Käufers?**
a)	Nachbesserung
b)	Minderung
c)	Rücktritt vom Vertrag

29.	**Drei Ärzte eröffnen zusammen eine Gemeinschaftspraxis. A beteiligt sich mit 10%, B mit 50% und C übernimmt den Rest von 75.000 €. Wie teuer ist die Praxis insgesamt?**
a)	215.000 €
b)	189.000 €
c)	187.500 €

30.	**Welche Aussage zur Personaleinsatzplanung ist richtig?**
a)	Die Arbeitszeit der MFA entspricht immer den Öffnungszeiten der Praxis.
b)	Für den Personaleinsatz wäre es optimal, wenn eine Ersatz MFA immer auf Abruf zur Verfügung stehen würde falls eine MFA einmal ausfällt.
c)	Der Urlaubsplan zeigt an, zu welchen Stunden eine MFA Dienst in der Praxis hat.

31.	**Was ist Empathie?**
a)	Fähigkeit, sich in andere und deren Situation einfühlen zu können.
b)	Fähigkeit, immer eine positive Beziehung zu einem Menschen herzustellen.
c)	Fähigkeit, seine eigenen Gefühle immer in den Vordergrund zu stellen.

32.	**Welche Aussage zu Speichermedien ist richtig?**
a)	Eine Festplatte ist nur zur Speicherung großer Datenmengen geeignet.
b)	Eine DVD ist ein magnetischer Speicher.
c)	Ein Streamer eignet sich besonders zur Datensicherung.

33.	**Welcher wichtige Gesichtspunkt für den Kauf einer Ware kann bei einem Angebotsvergleich nicht durch den Vergleich der schriftlichen Angebote herausgefunden werden?**
a)	Preis der Ware
b)	Zuverlässigkeit des Anbieters
c)	Lieferzeit

34.	**Welche Prozesse bzw. Phasen spielen im PDCA-Zyklus nach Deming zur Qualitätsverbesserung keine Rolle?**
a)	Verkauf
b)	Verbesserung
c)	Prüfung

35.	**Welche Aussage zu Leitlinien ist richtig?**
a)	Sie beziehen sich auf anerkannte Behandlungsmethoden und ihre Durchführung.
b)	Sie gelten nur für gesetzlich versicherte Patienten.
c)	Sie sind für alle niedergelassenen Ärzte verbindlich anzuwenden.

36.	**Welche der nachfolgenden Aufgaben gehört nicht zur Einführung eines professionellen QM-Systems?**
a)	Ausbildung medizinischer Fachangestellter
b)	Arbeitsplatzbeschreibung erstellen
c)	Mitarbeiterschulung

37.	**Welche Aussage zur Schweigepflicht ist richtig?**
a)	Die Schweigepflicht des Arztes Geld nicht gegenüber einem Gericht.
b)	Ein Patient kann den Arzt nicht von einer Schweigepflicht entbinden.
c)	Wenn höherwertige Rechtsgüter gefährdet sind, dann darf der Arzt seine Schweigepflicht brechen.

38.	**Bei einer Privatliquidation fehlt jegliche Angabe zur Fälligkeit. Wann gerät der Schuldner in Verzug?**
a)	Er gerät sofort in Verzug.
b)	Er gerät erst nach einer Mahnung in Verzug.
c)	Er gerät nach 30 Tagen ab Rechnungsdatum in Verzug.

39.	**Welche Aussage zum Umgang mit personenbezogenen Daten gemäß Bundesdatenschutzgesetz ist falsch?**
a)	Ein Patient hat das Recht, dass seine Daten gelöscht werden, wenn ihre Speicherung nicht erlaubt ist.
b)	Ein Patient hat das Recht, dass seine Daten berichtigt werden, wenn sie unrichtig sind.
c)	Ein Patient hat das Recht, dass auch Verdachtsdiagnosen, die sich nicht bewahrheitet haben, gelöscht werden.

40.	**Ein Patient musste bei seinen Praxisbesuchen folgende Wartezeiten hinnehmen: 20 Minuten, ¼ h, ¾ h, 25 Minuten und 1,5 Stunden. Wie viel Minuten musste der Patient durchschnittlich warten?**
a)	39 Minuten
b)	40 Minuten
c)	41 Minuten

41. Nennen sie fünf Gesichtspunkte, auf die man beim Kauf eines Druckers achten sollte!

42. Was versteht man unter Ich-Botschaften?

43. Die Ziele einer Arztpraxis können in unterschiedlichen Beziehungen zueinander stehen. Erklären Sie harmonische, neutrale und konkurrierende Ziele und geben Sie jeweils ein Beispiel aus der Praxis!

44. Nennen sie fünf Inhalte, die eine Praxishomepage haben sollte!

45. Nennen Sie vier Möglichkeiten, wie ein Behandlungsvertrag zustande kommen kann und geben Sie jeweils ein Beispiel!

46. Nennen Sie vier übliche Inhalte eines Angebots!

47. Welche acht Schritte werden nacheinander bei der Bearbeitung des Posteingangs vollzogen?

48. Welche Vorteile bietet eine EDV-gestützte Terminplanung gegenüber einer Terminplanung mit Terminkalender?

49. Nennen Sie drei verschiedene Ordnungssysteme!

50. Nennen Sie jeweils die beiden Hauptpflichten, die sich für einen Arzt um einen Patienten aus dem Abschluss eines Behandlungsvertrages ergeben!

50 Prüfungsfragen – Wirtschafts- und Sozialkunde

1.	**Welche Aussage zum Rahmenlehrplan für die MFA ist richtig?**
a)	Er gilt nur für die allgemeinbildenden Fächer der Berufsausbildung.
b)	Er legt fest, was die Schülerinnen und Schüler in der Berufsschule lernen sollen
c)	Er schreibt die Inhalte der Abschlussprüfung verbindlich vor.

2.	**Welche Aufgabe hat die Ärztekammer in Bezug auf die Berufsausbildung?**
a)	Erstellung des Ausbildungszeugnisses
b)	Überprüfung der eingereichten Arbeitsunfähigkeitsbescheinigungen
c)	Vermittlung bei Streitigkeiten zwischen Arzt und Auszubildenden

3.	**Welches Rechtsgeschäft kann eine 17-jährige Auszubildende ohne Zustimmung der Eltern wirksam vornehmen?**
a)	Annahme eines wertvollen Schmuckstücks als Geschenk
b)	Mieten einer eigenen Wohnung
c)	Kauf eines Handys auf Ratenzahlung und Bezahlung mit dem Taschengeld

4.	**Eine Rechnung über 6000 € ist nicht bezahlt. Bei welchem Gericht muss der Gläubiger Klage erheben?**
a)	Amtsgericht
b)	Landgericht
c)	Verwaltungsgericht

5.	**Welche der folgenden Informationsquellen eignet sich nicht für die Stellensuche eine MFA?**
a)	Headhunter
b)	Internet
c)	Arbeitsagentur

6.	**Welche Aussage zu einem Minijob (450 Euro Job) ist richtig?**
a)	Der Arbeitgeber entrichtet Beiträge an die gesetzliche Krankenversicherung und an die gesetzliche Rentenversicherung.
b)	Arbeitgeber sind gesetzlich verpflichtet, einen Stundenlohn von mindestens 7,50 € zu zahlen.
c)	Beschäftigte, die einen Minijob annehmen, sind grundsätzlich nicht mehr in der gesetzlichen Rentenversicherung pflichtversichert.

7.	**Wer zählt nicht zu den Pflichtversicherten in der gesetzlichen Krankenversicherung?**
a)	Auszubildende
b)	Beamte
c)	Arbeitslose, die Arbeitslosengeld I beziehen

8.	**Welche Aussage zur gesetzlichen Pflegeversicherung ist richtig?**
a)	Der Beitragssatz ist für alle Mitglieder gleich hoch.
b)	Alle Mitglieder zahlen den gleichen Betrag.
c)	Die Leistungen sind abhängig vom Grad der Pflegebedürftigkeit.

9.	**Welches Verfahren gehört nicht zum außergerichtlichen Mahnverfahren?**
a)	Zusendung einer zweiten Liquidation
b)	Zustellung einer Postnachnahme
c)	Erhebung der Klage

10.	**Bei welchem der folgenden Rechtsgeschäfte ist keine Schriftform vorgeschrieben?**
a)	Abschluss eines Kaufvertrages über ein Auto
b)	Kündigung des Ausbildungsvertrages
c)	Abschluss eines raten Kaufvertrages für Verbraucher

11.	**Welche Aussage zum Kündigungsschutzgesetz ist richtig?**
a)	Auszubildende werden beim Kündigungsschutz auch als Arbeitnehmer gezählt.
b)	Bei einer sozial gerechtfertigten Kündigung muss der Arbeitgeber die Dauer der Praxis Zugehörigkeit, das Lebensalter und bestehende Unterhaltsverpflichtungen berücksichtigen.
c)	Das Kündigungsschutzgesetz gilt nur für Arztpraxen mit mehr als 12 Arbeitnehmern, die Vollzeit beschäftigt sind.

12.	**Welche Aussage zum Ausbildungsnachweis (Berichtsheft) ist richtig?**
a)	Er darf während der Ausbildungszeit in der Praxis geführt werden.
b)	Das Führen ist für die MFA freiwillig.
c)	Die Tätigkeitsbeschreibungen im Heft sollen möglichst umfangreich sein.

13.	**Welche der folgenden Leistungen der Pflegeversicherung zählt nicht zur sogenannten Grundpflege?**
a)	Baden
b)	Putzen
c)	Nahrungszubereitung

14.	**Welche Voraussetzung muss erfüllt sein, um Arbeitslosengeld I zu erhalten?**
a)	Persönliche Arbeitslosmeldung bei der Arbeitsagentur
b)	Bedürftigkeit
c)	deutsche Staatsbürgerschaft

15.	**Welche der folgenden Leistungen zählt nicht zu den Leistungen der gesetzlichen Arbeitslosenversicherung?**
a)	Arbeitsvermittlung
b)	Zahlung einer Rente wegen Erwerbsunfähigkeit
c)	Förderung der beruflichen Bildung

16.	**Welche der folgenden Aufgaben ist keine Aufgabe von Ausbildungsberatern?**
a)	Informationen der Ausbilder über eine Neuordnung des Ausbildungsberufs
b)	Information der Eltern von Auszubildenden über die Regelungen zum Jugendarbeitsschutz
c)	Kontrolle der Schulnoten einer Auszubildenden

17.	**Welche Aussage zur Arbeitszeugnissen ist falsch?**
a)	Das Zeugnis muss mindestens Angaben zur Art und Dauer der Tätigkeit enthalten.
b)	Das Zeugnis muss wohlwollend formuliert sein.
c)	Negative Gesichtspunkte dürfen im Zeugnis nicht erwähnt werden auch wenn sie schwerwiegend sind.

18.	**Welche Personen sind in der gesetzlichen Arbeitslosenversicherung pflichtversichert?**
a)	Schüler
b)	Selbstständiger
c)	Arbeiter und Angestellte unter 65 Jahre

19.	**Wer ist Träger der gesetzlichen Arbeitslosenversicherung?**
a)	Bundesagentur für Arbeit
b)	Berufsgenossenschaft
c)	Ministerium für innere Angelegenheiten

20.	**Wie heißt die Berufsgenossenschaft, bei der eine MFA, die bei einem Vertragsarzt ihre Ausbildung macht, versichert ist?**
a)	Berufsgenossenschaft für Gesundheit
b)	Berufsgenossenschaft für Gesundheitsdienst und Wohlfahrtspflege
c)	Berufsgenossenschaft für Gesundheitsdienst und Wohlfahrtspflege

21.	**Welches der folgenden Rechtsgeschäfte ist nichtig?**
a)	A kauft neue Schuhe, nach zwei Tagen bricht der Absatz vom linken Schuh ab.
b)	A kauft einen Pullover für 90 €, 10 Minuten später kostet der gleiche Pullover in einem anderen Geschäft 65 €.
c)	A hat B ein Grundstück verkauft, der Kaufvertrag wurde aber nicht notariell beurkundet.

22.	**In welchem Fall ist das Sozialgericht zuständig?**
a)	Der Arbeitgeber einer MFA hat ihr gekündigt. Dagegen möchte die MFA klagen.
b)	Ein Privatpatient zahlt die Privatliquidation des Arztes nicht. Der Arzt möchte gegen den Patienten klagen.
c)	Die Mutter von Frau Müller wird nicht als pflegebedürftig eingestuft, obwohl Frau Müller der Meinung ist, Pflegegrad 1 ist angebracht. Frau Müller möchte klagen.

23.	**Welcher Personenkreis wird als "pflegebedürftig" eingestuft?**
a)	Personen, die dauerhaft bettlägerig sind
b)	Personen, die auf ein Taxi angewiesen sind
c)	Personen, die ihre Einkäufe nicht mehr tragen können

24.	**Welche der folgenden Leistung ist keine Leistung der gesetzlichen Rentenversicherung?**
a)	Erwerbsminderungsrente
b)	medizinische Rehabilitation
c)	Riester Rente

25.	**Welche Aussage zum Betriebsverfassungsgesetz ist richtig?**
a)	Der Betriebsrat hat darüber zu wachen, dass die zugunsten der Arbeitnehmer geltenden Vorschriften auch beachtet werden.
b)	In den Betriebsrat können alle Wahlberechtigten gewählt werden, die 8 Monate dem Betrieb angehören.
c)	Bei der Ermittlung der Arbeitnehmerzahl für den Betriebsrat werden die Auszubildenden nicht mitgezählt

26.	**Welchen Inhalt muss ein Berufsausbildungsvertrag gemäß Berufsbildungsgesetz haben?**
a)	Datum der Abschlussprüfung
b)	Dauer des Urlaubs
c)	Höhe der Vergütung nach bestandener Abschlussprüfung

27.	**In welchem Fall liegt eine Geschäftsführung ohne Auftrag vor?**
a)	Die MFA fährt morgens als erste in der Praxis die PCs hoch, obwohl ihr das der Arzt nicht ausdrücklich gesagt hat.
b)	Der Patient fällt in der Praxis in Ohnmacht, die MFA leistet erste Hilfe.
c)	Die MFA nimmt für die Praxis die Post an.

28.	**Wie muss ein Gerichtsvollzieher gepfändete Sachen verwerten?**
a)	öffentlich versteigern
b)	an den Staat verkaufen
c)	an Freunde oder Verwandte verkaufen

29.	**Welche Aussage zur Lohnsteuer ist falsch?**
a)	Das sogenannte Existenzminimum ist lohnsteuerfrei.
b)	Die Höhe der zu zahlenden Lohnsteuer richtet sich nach dem Nettoverdienst.
c)	Ab einem bestimmten Gehalt muss man auch den Solidaritätszuschlag bezahlen.

30.	**Wer ist Träger der gesetzlichen Rentenversicherung?**
a)	Deutsche Rentenversicherung
b)	Berufsgenossenschaft
c)	Agentur für Arbeit

31.	**Welche Aussage zur Sozialhilfe ist richtig?**
a)	Träger der Sozialhilfe sind die Bundesländer.
b)	Die Hilfe zum Lebensunterhalt besteht in der finanziellen Unterstützung von Personen, die ihren Lebensunterhalt nicht selbst durch Arbeit, anderes Einkommen oder Vermögen bestreiten können.
c)	Sozialhilfe ist eine andere Bezeichnung für Arbeitslosengeld II.

32.	**Was zählt nicht zu den Pflichten eines Auszubildenden gemäß Berufsbildungsgesetz?**
a)	Erwerb beruflicher Handlungsfähigkeit, die zum Erreichen des Ausbildungsziels erforderlich ist.
b)	Die Pflicht, nach bestandener Abschlussprüfung auf Wunsch des Arbeitgebers noch mindestens ein Jahr in der Praxis zu arbeiten.
c)	Die Pflicht, die für die Ausbildungsstätte geltende Ordnung zu beachten.

33.	**Welche Aussage zu den Werbungskosten ist richtig?**
a)	Die Ausgaben für eine private Unfallversicherung zählen zu den Werbungskosten.
b)	Für Werbungskosten von Arbeitnehmern berücksichtigt das Finanzamt keinen Pauschbetrag.
c)	Sie sind Ausgaben des Arbeitnehmers, die der Arbeitnehmer tätigt, um Einnahmen zu erhalten.

34.	**Welche Aussage zum Ausbildungszeugnis ist falsch?**
a)	Das Zeugnis darf nichts Negatives über die Auszubildenden enthalten, auch wenn dies wahr sein sollte.
b)	Das Zeugnis muss Angaben enthalten über Art, Dauer und Ziel der Berufsausbildung.
c)	Auf Verlangen des Auszubildenden sind auch Angaben über Verhalten und Leistung aufzunehmen.

35.	**Welche Aussage zur Verjährung ist falsch?**
a)	Nach Ablauf der Verjährung hat der Schuldner das Recht, seine Leistung zu verweigern.
b)	Mängelansprüche bei Kauf einer beweglichen Sache verjähren innerhalb von fünf Jahren.
c)	Für die Dauer der Hemmung wird die Verjährungsfrist angehalten.

36.	**Ein 16-jähriger Auszubildender möchte den Gesetzestext zur Geschäftsfähigkeit im Internet nachlesen, weil er einen Ausbildungsvertrag abschließen will. Welches Stichwort sollte er in die Suchmaschine eingeben?**
a)	Tarifvertrag
b)	bürgerliches Gesetzbuch
c)	Jugendschutzgesetz

37.	**Wobei handelt es sich um ein einseitiges, empfangsbedürftiges Rechtsgeschäft?**
a)	Kündigung
b)	Arbeitsvertrag
c)	Testament

38.	**Ein Privatpatient hat eine Arztrechnung, die er vor 2 Jahren und 4 Monaten erhalten hat, immer noch nicht bezahlt. Durch welches Ereignis beginnt die Verjährungsfrist neu zu laufen?**
a)	Mahnschreiben des Arztes an den Patienten
b)	schriftliche Drohung einen Patienten, einen Rechtsanwalt einzuschalten
c)	Zahlung der Verzugszinsen durch den Patienten

39.	**In welchem der folgenden Fälle verstößt der Ausbildende Arzt gegen das Jugendarbeitsschutzgesetz?**
a)	Eine 17-jährige Auszubildende hat an den Tagen, an denen sie 8 Stunden in der Praxis ausgebildet wird, nur insgesamt 60 Minuten Pause.
b)	Eine 17-jährige Auszubildende soll Silvester zu Ausbildungszwecken am Notdienst teilnehmen.
c)	Am 20.1.2015 plant die Praxis den Urlaub für das Praxisteam. Die Auszubildende (geb. 22.2.1998) soll insgesamt 27 Tage Jahresurlaub bekommen.

40.	**Was zählt nicht zu den Pflichten des Ausbildenden gemäß Berufsbildungsgesetz?**
a)	Er muss alle Minderjährigen Auszubildenden vor Aufnahme der Berufsausbildung ärztlich untersuchen lassen.
b)	Er hat Auszubildende zum Besuch der Berufsschule anzuhalten.
c)	Er hat Auszubildende zum Führen der Ausbildungsnachweise anzuhalten.

41. Welche sind die nach dem Berufsbildungsgesetz vorgeschriebenen Mindestinhalte eines Berufsausbildungsvertrages?

42. Nennen sie die drei Stufen der Geschäftsfähigkeit einschließlich der jeweiligen Altersgrenzen!

43. Nennen sie vier Handlungen des Schuldners, die zu einem Neubeginn der Verjährung führen.

44. Was unterscheidet eine Kündigung von einem Aufhebungsvertrag?

45. Nennen Sie drei Formen, wie Willenserklärungen abgegeben werden können!

46. Welche Inhalte sollte die Bewerbungsmappe einer Bewerberin mit abgeschlossener Berufsausbildung haben?

47. Was versteht man unter einer Berufsunfähigkeitsversicherung?

48. Was unterscheidet den Ausbildungsrahmenplan vom Ausbildungsplan?

49. Nennen Sie die 5 Voraussetzungen, um Arbeitslosengeld 2 zu erhalten!

50. Erläutern Sie kurz die 5 Pflegegrade! Wer nimmt die Einstufung vor?

Mögliche Prüfungsfälle der praktischen Prüfung

1. Fall

Praxis: Dr. Sabine Müller, Fachärztin für Allgemeinmedizin
Patient: Heike Seilmann, 52 Jahre, Versicherung: KVB IV

Situation: Frau Seilmann wird nach Ungarn verreisen. Sie kommt zum vereinbarten Termin, um sich durchchecken zu lassen. Sie ist etwas verunsichert, weil es einen Todesfall in Ihrer Bekanntschaft gab. Frau Seilmann ist bekannt dafür, die Behandlung in Frage zu stellen und gern alles besser zu wissen. Sie bittet ausdrücklich um ein EKG. Sie ist außerdem unsicher ob ihr Tetanus Impfschutz noch ausreicht, und hat ihren Impfpass mitgebracht. Dr. Müller fragt Frau Seilmann, was sie in Ungarn vorhat. Sie gibt an dort unter anderem wandern zu wollen. Daraufhin rät die Ärztin ihr auch eine FSME-Impfung.

Nach einer symptombezogenen Untersuchung bittet Frau Dr Müller Sie, eine venöse Blutabnahme für ein großes Blutbild zu machen. Anschließend wird ein Belastungs-EKG durchgeführt.

Frau Dr Müller kontrolliert den Impfpass und fragt Frau Seilmann: “Ist es möglich, dass sie zuletzt vor 15 Jahren gegen Tetanus geimpft worden sind?” Frau Seilmann bejaht dies und Dr. Müller schlägt eine Auffrischung in Kombination mit Diphtherie und Pertussis vor. Die Impfung soll von Ihnen durchgeführt werden. Während sie die Impfung vorbereiten, sagt Frau Seilmann, dass sie nicht verstehe, warum sie gegen *Kinderkrankheiten* geimpft werden soll. Sie erklären ihr, weshalb diese Impfungen sinnvoll sind.

Behandlungsassistenz:

Handlungsteil

a) Bereiten Sie die Blutabnahme für das große Blutbild vor.
b) Führen Sie die Blutentnahme durch.
c) Leiten Sie das Belastungs-EKG ab.
d) Führen Sie die Dreifachimpfung durch.
e) Erklären Sie Frau Seilmann, weshalb die Impfung sinnvoll ist.

mögliche Fragen im Fachgespräch

a) Welche Untersuchungen gehören zum großen Blutbild?
b) Warum darf das Belastungs-EKG nur in Anwesenheit des Arztes durchgeführt werden?
c) Warum reicht in dem Fall von Frau Seilmann eine Auffrischungsimpfung für Tetanus aus?
d) Warum wird gleichzeitig gegen Diphtherie und Pertussis geimpft?
e) Wovor schützt die FSME-Impfung?
f) Wer braucht die FSME-Impfung?

Leistungsabrechnung:

Handlungsteil

a) Rechnen Sie den vorliegenden Fall ab.
b) Nennen sie die benötigten Formulare.
c) Bereiten Sie die Laborüberweisung vor.

mögliche Fragen im Fachgespräch

a) In welchem Bereich der GOÄ findet man Impfungen?
b) Darf der Eintrag in den Impfpass separat abgerechnet werden?
c) Was steht hinter der Bezeichnung KVB IV?

Verwaltung:

Handlungsteil
a) Nehmen Sie Frau Seilmann in Empfang.
b) Beschreiben Sie den Umgang mit Frau Seilmann.
c) Schließen Sie den Praxisbesuch am Empfang ab.

mögliche Fragen im Fachgespräch
a) Warum ist es unverzichtbar, dass das Praxisteam Frau Seilmann von der Notwendigkeit der Impfung überzeugt?
b) Dürfte Frau Seilmann die Impfung gegen ihren Willen verabreicht werden, da sie von der Ständigen Impfkommission STIKO empfohlen wird?

2. Fall

Praxis: Dr. Herbert Weber, Facharzt für Allgemeinmedizin
Patient: Tobias Schmidt, 64 Jahre, Musterstraße 4, 12345 Musterstadt, Versicherung: Postbeamtenkrankenkasse Gruppe A

Situation: Es ist Mittagszeit und Sie sind allein in der Praxis. Während der Aufbereitung benutzter Instrumente und der Durchsicht des Arzneimittelschrankes erreicht Sie einen Anruf. Die Haus Nachbarin Frau Schmidt berichtet, dass ihr Ehemann seit einer halben Stunde über eine Schwäche im rechten Arm und Bein klage, er habe sogar einen Teller fallen lassen. Zudem könne er nicht mehr richtig sprechen und das Gesicht sehr komisch verzogen.

Außerdem hat Dr. Weber Ihnen eine Rechnung über bestellte Blutzuckertestmaterialien herausgelegt, die von Ihnen zu begleichen ist. Der Rechnungsbetrag brutto beträgt 245,00 €. Als Zahlungsbedingung ist vermerkt: "Summe zahlbar innerhalb von 10 Tagen mit 3 % Skonto oder innerhalb von 30 Tagen ohne Abzug."

Behandlungsassistenz:

Handlungsteil
a) Welche Erkrankung vermuten sie bei Herrn Schmidt?
b) Was veranlassen Sie sofort?
c) Was ist wichtig beim Absetzen eines Notrufes?
d) Was sagen sie der Ehefrau des Patienten?
e) Beschreiben Sie die Aufbereitung der benutzten Instrumente.
f) Was müssen Sie bei der Arzneimittellagerung in der Praxis beachten?

mögliche Fragen im Fachgespräch

a) Was ist die häufigste Ursache dieser Erkrankung?
b) Warum ist es so wichtig, dass sie sofort handeln?
c) Welche Hirnhälfte ist betroffen?
d) Welche Risikofaktoren kennen Sie für diese Erkrankung?
e) Dürfen Sie am Abend ihren Eltern von Herrn Schmidts Erkrankung berichten?
f) Wer wird nach überstehen des akuten Geschehens mit dem Patienten Bewegungsübungen machen?
g) Wer wird mit dem Patienten Sprachübungen durchführen?
h) Wie bezeichnet man die oben genannte Symptomatik, wenn sie sich innerhalb weniger Stunden von alleine zurückbildet?

Leistungsabrechnung:

Handlungsteil
a) Rechnen Sie den vorliegenden Fall ab.
b) Was könnten Sie abrechnen, wenn Herr Dr. Weber in der Praxis gewesen und sofort mit Unterbrechung der Sprechstunde zur Erstbehandlung von Tobias Schmidt in die Nachbarwohnung gelaufen wäre?

mögliche Fragen im Fachgespräch
a) In wie viele Bereiche ist der einheitliche Bewertungsmaßstab (EBM) gegliedert?
b) In welchem Bereich des EBMs befinden sich die Aufwandserstattungen für Besuche?
c) Welche Arztgruppe darf die Leistungen aus diesem Bereich abrechnen?

Verwaltung:

Handlungsteil
a) Nehmen Sie das Telefonat mit Frau Schmidt an.
b) Führen Sie die notwendigen weiteren Telefonate.
c) Ermitteln Sie den Zahlungsbetrag, wenn Dr. Weber die Anweisung gegeben hat, immer sofort zu bezahlen

mögliche Fragen im Fachgespräch
a) Welches organisatorische Hilfsmittel hilft Ihnen bei der Durchsicht das Arzneimittelschrank ist, um nichts zu vergessen?
b) Dürfen Sie als MFA medizinische Leistungen in diesem Fall erbringen?
c) Warum ist es wirtschaftlich sinnvoll, diese Rechnung sofort zu bezahlen?
d) Ziehen Sie zum Beweis der Wirtschaftlichkeit die Berechnung des Jahres Zinssatzes heran.

3. Fall

Praxis: Dr. Marcus Hein, Facharzt für Chirurgie, Unfallchirurgie, D-Arzt
Patient: Peter Schulz, 16 Jahre, Versicherung: Familienmitglied in der Landwirtschaftlichen Krankenkasse

Situation: Peter Schulz ist in der Praxis bekannt und als Fußballspieler der Jugendmannschaft schon häufiger mit kleinen Sportunfällen behandelt worden. heute kommt Peter mit einer Verbrennung am Unterschenkel allein in die Praxis. Er sagt, dass er sich vor zwei Tagen auf dem Weg zum Training als Beifahrer auf dem Moped seines Freundes an einem heißen Auspuffrohr die Wade verbrannt hat. Beim anschließenden Fußballspiel sind die Schmerzen erträglich gewesen, zu Hause hat er eine Brandsalbe aufgetragen. Mittlerweile schmerzt die Wunde sehr und sieht nicht gut aus, seine Mutter hat einen Verband angelegt und ihn zum Chirurgen geschickt.

Nach dem Lösen des Verbandes zeigt sich an der Innenseite der Wade eine ca 2 x 4 cm große, nässende, eitrig belegte Wunde, die Umgebung ist gerötet und geschwollen. Dr Hein muss zunächst Nekrosen abtragen. Danach legen Sie einen Wundverband an. Peter soll bis zum Wochenende keinen Sport treiben, zum Verbandswechsel am nächsten Tag soll er seinen Impfausweis mitbringen.

Peter benötigt eine Bescheinigung über die Sportunfähigkeit für die Schule und den Verein. Sie informieren ihn darüber, dass diese Bescheinigung kostenpflichtig ist und 5 € kostet. Er ist damit einverstanden.

Am nächsten Tag erscheint Peters Trainer in der Praxis und fordert sie auf, unverzüglich Herrn Dr. Hein zu einem Gespräch nach vorne zu bitten. Er macht ihnen klar, dass Peter unbedingt am Training für die Vorauswahl der Junioren-Bundesliga teilnehmen müsse und die Sportunfähigkeit gar nicht gegeben sei.

Behandlungsassistenz:

Handlungsteil

a) Begleiten Sie Peter in den Behandlungsraum und lösen Sie den alten Verband.
b) Was bereiten Sie zum Abtragen der Nekrosen vor?
c) Was legen Sie für den neuen Wundverband zurecht?
d) Legen Sie den neuen Wundverband an.
e) Räumen Sie den Arbeitsplatz auf.
f) Sorgen Sie für die Wiederaufbereitung der Instrumente.

mögliche Fragen im Fachgespräch

a) Warum soll Peter am nächsten Tag seinen Impfausweis mitbringen?
b) Hat Peter richtig gehandelt, als er mit der frischen Verbrennung Fußball gespielt hat?
c) Was bezeichnet man als Nekrose und warum müssen Nekrosen abgetragen werden?
d) Woraus besteht Eiter?

Leistungsabrechnung:

Handlungsteil

a) Rechnen Sie den vorliegenden Fall ab.
b) Peter Schulz hat seine Gesundheitskarte nicht dabei. Wie gehen sie vor?

mögliche Fragen im Fachgespräch
a) Warum handelt es sich in diesem Fall nicht um einen BG-Fall?
b) Um welche Art von Versichertenfall würde es sich handeln, wenn Peter Horn als Profispieler mit Gehaltseinnahmen in dem Fußballverein tätig wäre?

Verwaltung:

Handlungsteil
a) Dürfen Sie den 16-jährigen Peter am Empfang aufnehmen? Wenn ja geben Sie die Begründung und beschreiben Sie den Vorgang.
b) Schließen Sie Peters Praxisbesuch am Empfang ab. Berücksichtigen Sie dabei, dass Peter die Bescheinigung bar bezahlt hat.
c) Führen Sie das Gespräch mit dem Trainer.

mögliche Fragen im Fachgespräch
a) Welche Rolle spielt die Einwilligungsfähigkeit bei der Behandlung Minderjähriger?
b) Welche Bestandteile enthält eine Quittung? Erstellen Sie eine Quittung für diesen Fall.

Lösungen Behandlungsassistenz

1)	B	21)	A
2)	A	22)	B
3)	B	23)	C
4)	B	24)	C
5)	C	25)	A
6)	A	26)	C
7)	A	27)	A
8)	B	28)	B
9)	C	29)	B
10)	A	30)	C
11)	A	31)	A
12)	B	32)	C
13)	C	33)	B
14)	C	34)	A
15)	B	35)	B
16)	A	36)	A
17)	A	37)	C
18)	C	38)	A
19)	B	39)	A
20)	B	40)	A

Lösung Frage 41.

Gesundheit ist der Zustand völligen körperlichen, geistigen, seelischen und sozialen Wohlbefindens und nicht nur das Fehlen von Krankheit oder Gebrechen

Lösung Frage 42.

Erkennung, Behandlung und Vorbeugung von Krankheiten des Menschen

Lösung Frage 43.

Bluterguss, Würgemale, Brandwunden, Unterernährung, ungepflegtes Äußeres

Lösung Frage 44.

Die Infektionsquelle besagt, woher der Erreger kommt. Der Übertragungsweg ist der Weg, auf dem der Erreger in den Körper gelangt.

Lösung Frage 45.

Keine Strahlenbelastung, höhere Auflösung

Lösung Frage 46.

Sonnenbrand, Hautalterung, Schädigung des Auges, Hautkrebs

Lösung Frage 47.

Atmung, Puls, Grundtonus, Aussehen, Reflexe

Lösung Frage 48.

Duftdrüsen, Milchdrüsen, Talgdrüsen, Schweißdrüsen, Finger- und Fußnägel

Lösung Frage 49.

wenige Tage bis Wochen nach der Infektion: schmerzlose, aber ansteckende Knötchen an der Eintrittsstelle der Bakterien
einige Wochen später: grippeähnliche Beschwerden, weitere Veränderung an den Genitalorganen, Hautausschläge, Haarausfall
nach Monaten und Jahren: Befall von inneren Organen, Gehirn und Rückenmark, schweres Krankheitsbild mit neurologischen Symptomen, lebensbedrohlich

Lösung Frage 50.

Reifung der Eizellen, Bildung der weiblichen Geschlechtshormone

Lösungen Betriebsorganisation- und verwaltung

1)	C	12)	A
2)	B	13)	B
3)	C	14)	A z = (120.000 € * 1,8 * 27) / (100 * 360) = 162,00 €
4)	A	15)	A
5)	A	16)	C
6)	B	17)	C
7)	A	18)	B 1920 Fälle = 240 min 2560 Fälle = x min x= (240 * 2560) / 1920 = 320 min = 5h 20min
8)	C	19)	A
9)	A 800 Teile = 4000 ml 28 Teile = x ml x = (4000 * 28)/800 = 140 ml (80%ige Lösung) 4000 ml - 140 ml = 3860 ml	20)	A,C
10)	A	21)	C
11)	B	22)	B 1800 € = 100 % 270 € = x % x = (100 * 270 €) / 1800 € = 15 %
23)	A	32)	C

24)	A	33)	B
25)	C	34)	A
26)	B	35)	A
27)	C	36)	A
28)	A	37)	C
29)	C A = 10 % B = 50 % C = 40 % = 75.000 € x= (75.000 € * 100) / 40 = 187.500 €	38)	B
30)	B	39)	C
31)	A	40)	A (20 + 15 + 45 + 25 + 90 Minuten) / 5 Besuche = 39 Minuten/Besuch

Lösung Frage 41.

bedruckbare Papierformate, Geräuschentwicklung, Auflösung, Seitenpreis, Gerätepreis, Druckgeschwindigkeit, Garantiedauer, Stromverbrauch, Fähigkeit Durchschläge zu drucken

Lösung Frage 42.

Sind Äußerungen, durch die jemand seine eigenen Gefühle in Verbindung mit einem Sachverhalt oder einer Tatsache mitteilt

Lösung Frage 43.

harmonische Ziele: Erreichen des einen Ziels fördert das Erreichen des anderen Ziels, Beispiel: Einhaltung der Termine führt zu pünktlichen Feierabend der Angestellten neutrale Ziele: Ziele beeinflussen sich gegenseitig nicht, Beispiel: große Freundlichkeit des Praxispersonal - gute Erreichbarkeit der Praxis mit Bus und Bahn konkurrierende Ziele: Erreichen des einen Ziels beeinträchtigt das Erreichen des anderen Ziels, Beispiel: täglich frische Blumen im Wartezimmer - Senkung der Praxiskosten

Lösung Frage 44.

Adresse der Praxis, Fachgebiet des Arztes, besondere medizinische Leistungen der Praxis, Anfahrtsskizze zur Praxis mit Haltestellen des Personennahverkehrs, Vorstellung der Mitarbeiter

Lösung Frage 45.

mündlich: Vergabe eines Behandlungstermin sum Telefon schriftlich: Zusage zum Hausbesuch per Brief Geschäftsführung ohne Auftrag: Behandlung eines bewusstlosen nach Verkehrsunfall konkludentes Handeln: der Patient betritt das Sprechzimmer, der Arzt zeigt auf einen Stuhl

Lösung Frage 46.

Beschreibung der Ware, Menge, Preis pro Einheit, Lieferbedingungen, Zahlungsbedingungen, Erfüllungsort, Gerichtsstand

Lösung Frage 47.

Briefkasten leeren, Irrläufer und Privatpost aussortieren, Praxis Post öffnen, überprüfen ob man alle Schriftstücke aus dem Umschlag geholt hat, überprüfen ob alle Anlagen mitgeschickt wurden, Schriftstücke nach ihrer sachlichen Zugehörigkeit sortieren, Eingangsstempel auf wichtige Schriftstücke machen, Post verteilen

Lösung Frage 48.

Auf die EDV-gestützte Terminplanung kann von allen Räumen aus, in denen sich ein PC befindet, zugegriffen werden. Man kann sich problemlos die freien Termine anzeigen lassen. Durch die Eingabe des Patientennamens ist es einfach möglich, Termine wiederzufinden. Man kann die Terminplanung einfach statisch auswerten.

Lösung Frage 49.

Chronologische Ordnung, numerische Ordnung, alphabetische Ordnung, alphanumerische Ordnung, sachlogische Ordnung

Lösung Frage 50.

Arzt: Untersuchung und Behandlung nach den anerkannten Regeln der ärztlichen Wissenschaft und Beachtung der ärztlichen Pflichten

Patient: Vorlegen der Gesundheitskarte bzw. Bezahlen der Privatliquidation und Befolgung der ärztlichen Anweisungen

Lösungen Wirtschafts- und Sozialkunde

1)	B	21)	C
2)	C	22)	C
3)	A	23)	A
4)	A	24)	C
5)	A	25)	A
6)	A	26)	B
7)	B	27)	B
8)	C	28)	A
9)	C	29)	B
10)	A	30)	A
11)	B	31)	B
12)	A	32)	B
13)	B	33)	C
14)	A	34)	A
15)	B	35)	B
16)	C	36)	B
17)	C	37)	A
18)	C	38)	C
19)	A	39)	B
20)	B	40)	A

Lösung Frage 41.

- Bezeichnung des Ausbildungsberufs
- sachliche und zeitliche Gliederung der Ausbildung
- Beginn und Dauer der Ausbildung
- Ausbildungsmaßnahmen außerhalb der Ausbildungsstätte
- Dauer der regelmäßigen täglichen Ausbildungszeit
- Dauer der Probezeit Zahlung und Höhe der Vergütung
- Dauer des Urlaubs
- Voraussetzungen, unter denen der Berufsausbildungsvertrag gekündigt werden kann
- ein in allgemeiner Form gehaltener Hinweis auf die Tarifverträge, die auf das Ausbildungsverhältnis anzuwenden sind

Lösung Frage 42.

- geschäftsunfähig: von der Geburt bis Ende des 7. Lebensjahres
- beschränkt geschäftsfähig: vom 7. Geburtstag bis Ende des 18. Lebensjahres
- voll geschäftsfähig: ab dem 18. Geburtstag

Lösung Frage 43.

Leistung einer Teilzahlung, Zahlung der Verzugszinsen, Bitte um Stundung, Durchführung einer Nachbesserung bei einem Mangel

Lösung Frage 44.

Eine Kündigung ist eine einseitige Willenserklärung. Der andere Vertragspartner muss nicht zustimmen. Eventuell ist eine Kündigungsfrist einzuhalten. Ein Aufhebungsvertrag ist ein zweiseitiges Rechtsgeschäft. Beide Vertragsparteien müssen zustimmen. Das Arbeitsverhältnis kann mit sofortiger Wirkung beendet werden, es ist aber auch eine beliebige Frist möglich.

Lösung Frage 45.

mündlich, schriftlich, durch konkludentes Handeln, durch notarielle Beglaubigung, durch notarielle Beurkundung

Lösung Frage 46.

Anschreiben, Lebenslauf, letztes Zeugnis der Berufsschule, Arbeitszeugnis des letzten Arbeitgebers, Prüfungszeugnis über die bestandene Abschlussprüfung

Lösung Frage 47.

Der Versicherte erhält von der Berufsunfähigkeitsversicherung eine vereinbarte Berufsunfähigkeitsrente, wenn er nicht mehr in der Lage ist, seinen zuletzt ausgeübten Beruf weiterhin auszuüben. Die Berufsunfähigkeit muss ärztlich nachgewiesen werden.

Lösung Frage 48.

Der Ausbildungsrahmenplan listet die Fertigkeiten und Kenntnisse auf, die eine medizinische Fachangestellte in der Ausbildung erwerben soll. Er enthält eine sachliche und eine zeitliche Gliederung der Ausbildung. Auf der Grundlage des Ausbildungsrahmenplans muss der ausbildende Arzt für seine Auszubildende einen individuellen Ausbildungsplan erstellen.

Lösung Frage 49.

Mindestens 15 Jahre, nicht älter als 65 Jahre
Arbeitslosigkeit
Erwerbsfähigkeit
Bedürftigkeit
wohnhaft in Deutschland

Lösung Frage 50.

- Pflegegrad 1: geringe Beeinträchtigung der Selbstständigkeit oder der Fähigkeiten
- Pflegegrad 2: erhebliche Beeinträchtigung der Selbstständigkeit oder der Fähigkeiten
- Pflegegrad 3 schwere Beeinträchtigung der Selbstständigkeit oder der Fähigkeiten
- Pflegegrad 4: schwerste Beeinträchtigung der Selbständigkeit oder der Fähigkeiten
- Pflegegrad 5 schwerste Beeinträchtigung der Selbstständigkeit oder der Fähigkeiten mit besonderen Anforderungen an die pflegerische Versorgung

Beurteilung der Pflegegrade erfolgt durch den Medizinischen Dienst der Krankenkassen

Lösungen Praktische Prüfung

Lösungshinweise - Fall 1:

Behandlungsassistenz:

Handlungsteil

a) Patienten nach Namen fragen und mit Etikett vergleichen, Patient in liegender oder sitzender Position, Arm liegt auf Armpolster, geeignete Entnahmeorte: Venen der Ellenbeuge oder Handrückenvenen, Materialien: Armpolster, Desinfektionsmittel, Stauschlauch, Tupfer, Pflaster, Abwurfbehälter, EDTA-Röhrchen mit Patientendaten versehen, Kanüle, möglichst großblumig

b) Einmalhandschuhe anziehen, oberhalb der Ellenbeuge Stauschlauch anlegen, fachgerecht stauen, Radialispuls tastbar, geeignete Vene taste, Einstichstelle desinfizieren und Einwirkzeit abwarten, im flachen Winkel in die Vene stechen, Anschliff nach oben, sobald das Blut, fließt Schlauch lockern, bereit gelegte EDTA-Röhrchen füllen.
Monovetten sofort schwenken, Stauschlauch lösen, Tupfer auf Einstichstelle legen, dann Nadel ziehen, Patienten mit einem Tupfer mindestens zwei Minuten am gestreckten und hoch gehaltenen Arm auf die Punktionsstelle drücken lassen, Punktionsstelle mit Pflaster versorgen

c) Nur in Anwesenheit des Arztes, Notfallkoffer und Defibrillator bereithalten, Methode: Fahrradergometer oder Laufband, Anlegen der Elektroden: Extremitätenableitungen am Rücken, Brustwandableitungen am vorderen Brustkorb, Anlegen des Blutdruckmessgerät am Arm, Ruhe-EKG schreiben, Ruhe-Blutdruck messen, Belastung mit 25 W oder 50 W beginnen, alle zwei Minuten Steigerung um 25 W, alle zwei Minuten RR-Messung, kontinuierliche EKG-Aufzeichnung, Beenden bei Ausbelastung (Erreichen der maximalen Herzfrequenz), muskuläre Erschöpfung, systolischer Blutdruck über 240 mm Hg, bestimmte EKG-Veränderungen und Rhythmusstörungen, EKG Aufzeichnung für weitere drei bis fünf Minuten, Blutdruckkontrolle

d) Impfstoff aus dem Kühlschrank holen und Verfallsdatum kontrollieren, i.m. - Injektion in den Deltamuskel durchführen, Dokumentation im Impfpass und im Praxiscomputer

e) Die STIKO empfiehlt die einmalige Auffrischung von Diphtherie und Pertussis im Erwachsenenalter, üblich im Zusammenhang mit Tetanusimpfung.

<u>mögliche Fragen im Fachgespräch</u>

a) Erythrozytenwert, Leukozytenwert, Thrombozytenwert, Hämoglobin, Hämatokrit, Erythrozytenindizces, Differentialblutbild

b) Kann akute Herzrhythmusstörungen oder Durchblutungsstörungen des Herzens hervorrufen, die der Arzt erkennen und behandeln muss.

c) STIKO empfiehlt die Auffrischung, wenn die letzte Impfung der Grundimmunisierung oder die letzte Auffrischimpfung länger als 10 Jahre zurückliegt.

d) Empfehlung der STIKO

e) Frühsommer-Meningo-Enzephalitis, die durch Zecken übertragen wird

f) Bei Aufenthalt in einem Risikogebiet, vor allem wenn eine Betätigung in der freien Natur geplant ist, sollte gegen FSME geimpft werden.

Leistungsabrechnung:

Handlungsteil

a) 5 (symptombezogene Untersuchung)
250 (Blutabnahme)
375 (Schutzimpfung)
377 (Zusatzinjektion bei Parallelimpfung)
Blutbild und Differenzierung/Bildanalyse über Labor auf eigene Rechnung
652 (Belastungs-EKG)

b) Impfpass, eventuell Erstellung einer Privatrechnung nach GOÄ, Laborschein für Privatpatienten an Laborgemeinschaft

c) Laborschein für Privatpatienten an Laborgemeinschaft: Angabe der Personalien oder Barcode, Auftrag, Bestimmung großes Blutbild, Stempel und Unterschrift vom Arzt

mögliche Fragen im Fachgespräch

a) Abschnitt C V. Impfungen und Testungen
b) Nein
c) Krankenversorgung der Bundesbahnbeamten: Mitglieder, Versorgungsempfänger und Hinterbliebene der Beitragsklasse IV. Abrechnung erfolgt privat nach GOÄ. Bei Mitgliedern der Beitragsklasse I bis III erfolgt die Abrechnung nach einem gesonderten Vertrag

Verwaltung:

Handlungsteil
a) Begrüßung, Aufnahme wie Privatversicherter: vorhandene Servicekarte einlesen oder Akte anhand des Namens heraussuchen, Grund des Praxisbesuchs ansprechen: Check-Up und EKG, Impfpass entgegennehmen, ins Wartezimmer bitten, Kartei und Impfpass bereitlegen oder am PC aufrufen

b) Ernstnehmen und zeigen, dass eigenes Engagement gut ist und vom Praxisteam geschätzt wird. Loben hilft, um Patienten Anerkennung zu verschaffen, trotzdem bestimmt bleiben und zu verstehen geben, dass die Kompetenz für die ärztliche Behandlung beim Doktor und dem Praxisteam liegt. Nicht in lange Diskussionen verwickeln lassen, sicher auftreten. Sachliche Informationen geben, Aushändigung von Infomaterial oder Buchempfehlungen. Bei großer Hartnäckigkeit in medizinischen Fragen den Arzt hinzuziehen.

c) Aushändigung des Rezepts mit dem Impfstoff, Verabschiedung, Dokumentation

mögliche Fragen im Fachgespräch
a) Aufklärungspflicht durch den Arzt: muss vor jeder Behandlung erfolgen, Arzt muss über Risiken und Behandlungsalternativen aufklären, so dass der Patient eine Entscheidung über die Behandlung fällen kann, Patient darf nicht über seinen Kopf hinweg behandelt werden, es besteht die Einwilligungspflicht des Patienten, die auch dokumentiert werden muss.

b) Es besteht kein Impfzwang Punkt eine Behandlung ohne Einwilligung des Patienten erfüllt den Tatbestand der Körperverletzung.

Lösungshinweise – Fall 2

Behandlungsassistenz:

Handlungsteil

a) Schlaganfall (Apoplektischer Insult)

b) Notruf absetzen, Notrufnummer 112, Wo genau ist etwas geschehen? Warten auf Rückfragen!

c) Warten! Nicht auflegen, sondern auf Rückfragen oder Anweisungen zur Ersten Hilfe warten.

d) Ruhe bewahren, Patient bequem lagern, nichts essen oder trinken lassen, Rettungsweg frei machen lassen

e) feste Arbeitshandschuhe anziehen, grobe Verschmutzungen entfernen, Instrumente mit geöffneten Scharnieren vorsichtig und vollständig in eine Wanne mit Desinfektionsmittel einlegen, nach der vom Hersteller angegebenen Einwirkzeit Instrumente unter fließendem Wasser gründlich reinigen und abspülen, Instrumente abtrocknen, auf Unversehrtheit und Funktionstüchtigkeit überprüfen, defekte Instrumente aussortieren, Instrumente in Folienschläuche einschweißen oder unverpackt auf Tabletts oder sogenannte Tray-Kassetten legen, Sterilisation im Autoklav

f) Arzneimittel kühl, licht- und staubgeschützt aufbewahren, für Patienten unzugänglich, nach Alphabet oder Arzneimittelgruppen ordnen, regelmäßig Verfallsdatum kontrollieren, first in-first out Prinzip beachten, nach Ablauf des Verfallsdatums fachgerecht entsorgen, Impfstoffe im Kühlschrank lagern, Betäubungsmittel verschlossen lagern

mögliche Fragen im Fachgespräch

a) Verschluss eines Hirngefäßes durch einen Thrombus bei Arteriosklerose der Hirngefäße
b) je schneller der Patient intensiv betreut wird, desto günstiger ist die Prognose.
c) Linke Hirnhälfte
d) Übergewicht, Bluthochdruck, Diabetes mellitus, Hypercholesterinämie, Hyperurikämie, männliches Geschlecht, Lebensalter, Bewegungsmangel, Stress, Rauchen
e) nein, aufgrund der Schweigepflicht
f) Physiotherapeut
g) Logopäde
h) TIA (transitorisch ischämische Attacke)

Leistungsabrechnung:

Handlungsteil
a) Nicht abrechenbar

b) GOP 01412 (dringender Besuch, unverzüglich ausgeführt, mit Unterbrechung der Sprechstundentätigkeit), GOP 03000 (Versichertenpauschale) + Wegepauschale

mögliche Fragen im Fachgespräch
a) Bereich I, Allgemeine Bestimmungen; Bereich II, Arztgruppenübergreifende Gebührenordnungspositionen; Bereich III, Arztgruppenspezifische Gebührenordnungspositionen; Bereich IV, Arztgruppenübergreifende spezielle Gebührenordnungspositionen; Bereich V, Kostenpauschalen; Bereich VI, Anhänge; Bereich VII, im Rahmen der ASV berechnungsfähige GOPs

b) Bereich II, Kapitel 1 im EBM

c) Alle Vertragsärzte, da es sich um Arztgruppenübergreifende Gebührenordnungspositionen handelt. In der Präambel jeder Arztgruppe steht gegebenenfalls ein Ausschluss bestimmter GOPs dieses Kapitels.

Verwaltung:

Handlungsteil

a) Begrüßung, Grund des Anrufs: anhand der Beschreibung Notfall erkennen, Adresse mit Hausnummer und Telefonnummer geben, Telefonat kurzhalten, Rückruf versichern sobald Notarztwagen bestellt ist.

b) Bestellung des Notarztwagens über Rufnummer 112, Melden am Telefon, Grund des Notrufs: Verdacht auf Schlaganfall, Uhrzeit des Beginns der Symptome nennen, Adresse und Telefonnummer des Patienten nennen, Notarzt anfordern, die "5 Ws" als Gedächtnisstütze, Rückruf der Ehefrau: Bestätigung geben, dass der Notarzt unterwegs ist, Hinweise zum Verhalten geben

c) 3 % Skonto von 245,00 € abziehen; Skonto-Berechnung: (3*245,00):100=7,35.

Zahlbetrag: 245,00 € - 7,35 € = 237,65 €

mögliche Fragen im Fachgespräch

a) Checkliste: stichpunktartige Beschreibung jedes Teilschrittes, z.B. Liste zum Ankreuzen oder Abhaken

b) Nein, in Abwesenheit des Arztes dürfen keine medizinischen Leistungen erbracht werden, da eine Überwachung durch den Arzt nicht möglich ist.

c) Kostenersparnis durch Abzug von Skonto als Preisnachlass für schnelle Zahlung

d) Skonto ist die Gegenleistung für eine um 20 Tage schnellere Zahlung. Bis zum 10. Tag wird Skonto gewährt, d.h. 30 Tage - 10 Tage = 20 Tage. 20 Tage entspricht 3%, 360 Tage entspricht 54 %, Rechenweg (3 x 360):20.

Der gewährte Jahreszins beträgt somit 54% und sollte daher aus wirtschaftlichen Gründen immer in Anspruch genommen werden.

Lösungshinweise – Fall 3

Behandlungsassistenz:

Handlungsteil

a) Patient setzt sich auf Untersuchungsliege, legt betroffenes Bein auf Einmalunterlage, hygienische Händedesinfektion durchführen, Einmalhandschuhe anziehen, alten Verband abwickeln und lösen, Handschuhe ausziehen und zusammen mit altem Verband entsorgen, Wunde und Umgebung der Wunde mit Wundantiseptikum einsprühen

b) sterile Handschuhe, sterile Tupfer, sterile Pinzetten, Nierenschale

c) sterile Wundauflage, die Wundsekret aufsaugt und nicht mit Wunde verklebt, elastische Mullbinde in der Breite des Durchmessers des Unterschenkels, Pflaster

d) Einmalhandschuhe anziehen, sterile Wundauflage auflegen, mit elastischer Mullbinde fixieren, Mullbinde mit kurzen Pflasterstreifen befestigen

e) feste Arbeitshandschuhe anziehen, Instrumente für die Wiederaufbereitung in einer Nierenschale sammeln und ins Desinfektionsbad legen, OP-Handschuhe, Tupfer, Kompressen und Papierauflage im Praxisabfall entsorgen, Liege mit Wischdesinfektion desinfizieren, Papierauflage erneuern

f) feste, flüssigkeitsdichte Handschuhe anziehen, grobe Verschmutzung mit Zellstofftuch entfernen, Instrumente mit geöffneten Scharnieren in Wanne mit Desinfektionslösung einlegen, nach Einwirkzeit unter fließendem Wasser nochmals gründlich reinigen und abspülen, Instrumente abtrocknen, auf Unversehrtheit und Funktionstüchtigkeit überprüfen, defekte Instrumente aussortieren, Scharniere bei Bedarf mit Pflegeöl leicht ölen, Instrumente auf Tabletts oder Traykassetten legen, anschließend im Autoklav sterilisieren

mögliche Fragen im Fachgespräch

a) Prüfung des Tetanus Impfschutzes, Auffrischung alle 10 Jahre, wenn kein Impfschutz vorhanden oder unsicher, muss eine Simultanimpfung durchgeführt werden

b) nein, Wunde hätte sofort versorgt werden müssen

c) abgestorbenes nicht mehr durchblutetes Gewebe ist ein idealer Nährboden für Bakterien

d) unter anderem aus eingeschmolzen im Gewebe, Bakterien und abgestorbenen Leukozyten

Leistungsabrechnung:

Handlungsteil

a) GOP 07211 (Grundpauschale), 07340 (Behandlung von Wunden ab Verbrennung zweiten Grades)

b) Patient oder gesetzlicher Vertreter ist verpflichtet Gesundheitskarte innerhalb 10 Tagen nachzureichen, ansonsten darf Privatrechnung erstellt werden. Wird Gesundheitskarte innerhalb des Quartals nachgereicht, muss private Abrechnung rückgängig gemacht werden.

<u>mögliche Fragen im Fachgespräch</u>
a) private Sportunfälle oder Unfälle auf dem Weg zum Sportverein sind nicht gesetzlich unfallversichert

b) um einen BG Fall, die Abrechnung würde über die gesetzliche Unfallversicherung privat nach der UV-GOÄ abgerechnet werden

<u>Verwaltung:</u>

Handlungsteil
a) Ja. Patient ist zwar beschränkt geschäftsfähig, aber Genehmigung ist daraus abzuleiten, dass die Mutter ihn zum Arzt geschickt hat.
Begrüßung, Aufnahme mit dem Ersatzverfahren, da er keine Gesundheitskarte dabei hat, Grund des Praxisbesuchs ansprechen: Unfall auf dem Weg zum Verein, Weiterleitung ins Wartezimmer

b) ausstellen der Bescheinigung, Kassieren der 5 € gegen Quittung, Erinnerung an Impfpass und Gesundheitskarte, Terminvereinbarung mit Kärtchen, Verabschiedung, Dokumentation in Kartei und Kassenbuch

c) Sie erklären dem Trainer, dass Sie aufgrund der Schweigepflicht keine Auskünfte über Patienten geben dürfen.

<u>mögliche Fragen im Fachgespräch</u>
a) Einwilligungsfähigkeit ist gesetzlich nicht mit festen Altersgrenzen versehen: Arzt muss entscheiden, ob minderjähriger Patient aufgrund der Entwicklung als selbständig einwilligungsfähig eingeschätzt wird. Ab 16 Jahren wird in der Regel von einer Einwilligungsfähigkeit in ärztliche Behandlungen ausgegangen, ist aber immer zu prüfen.
b) Summe in Zahlen und Worten, Zahler, Zahlungsempfänger, Unterschrift des Empfängers mit Stempel, Ort und Datum

Schlusswort

Wir möchten uns an dieser Stelle für dein Vertrauen bedanken und hoffen, wir konnten dir weiterhelfen! Solltest du diese Art der Prüfungsvorbereitung und das Buch gut finden, freuen wir uns, wenn du deine Meinung hierzu teilst.

Wenn du weiterhin up-to-date bleiben möchtest, folge uns hier:

Viel Erfolg bei deiner Prüfungsvorbereitung!
Dein Team von Prüfung2Go

Hinweise

Die in diesem Buch verwendeten Personenbezeichnungen schließen selbstverständlich alle Geschlechter ein, auch wenn teilweise nur die weibliche Form verwendet wird, um einen besseren Lesefluss zu gewährleisten.

Autor und Verlag übernehmen keine Haftung für die Richtigkeit und Vollständigkeit der in diesem Buch enthaltenen Ausführungen. Weiterhin übernehmen die Autoren und der Verlag keine Haftung für sonstige Schäden wegen Auslassungen oder Fehler in diesem Werk.

Made in the USA
Monee, IL
04 November 2026

67383116R00049